don.

DE L'INFLUENCE

DE

LA PESANTEUR

SUR

QUELQUES PHÉNOMÈNES DE LA VIE.

DU MÊME AUTEUR.

Recherches sur le mécanisme de la respiration et sur la circulation du sang. Essais qui ont obtenu une mention honorable au concours de l'Institut Royal de France. Paris, 1820. in-8°. 2 fr.

Mémoire sur le vomissement. Paris. 1819. in-8°. 1 fr. 80 c.

DE L'IMPRIMERIE DE J. TASTU,
Rue de Vaugirard, No 36.

DE L'INFLUENCE

DE

LA PESANTEUR

SUR

QUELQUES PHÉNOMÈNES DE LA VIE.

PAR ISIDOR BOURDON,

MEMBRE DE LA SOCIÉTÉ LINNÉENNE DE PARIS, ET DE PLUSIEURS AUTRES COMPAGNIES SAVANTES.

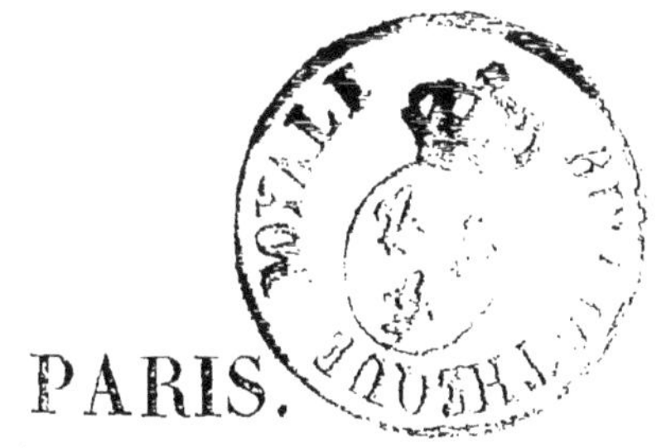

PARIS.

CHEZ J.-B. BAILLIÈRE, LIBRAIRE,

RUE DE L'ÉCOLE-DE-MÉDECINE, N° 14.

1823.

DE L'INFLUENCE

DE LA PESANTEUR

SUR

QUELQUES PHÉNOMÈNES DE LA VIE (1).

Les corps bruts et inanimés ont des propriétés qui leur sont propres, ce sont les propriétés physiques; les corps vivans ont aussi les leurs, on les nomme propriétés vitales.

En général, les unes et les autres sont bien isolées et indépendantes; les lois du grand monde, comme on dit, sont dans une lutte presque constante avec les lois du petit monde. Cependant il est des cas où les propriétés vitales ne s'opposent qu'imparfaitement à l'action des propriétés physiques: on a cité quelques observations à l'appui du fait que j'avance; je vais en rapporter ici de plus nombreuses que j'ai cherché à rendre plus précises. L'homme en santé ou malade fait le sujet de ces observations: j'essaie de montrer leur enchaînement, sans me flatter d'en dévoiler les causes, sans me promettre d'en saisir toutes les conséquences.

Voici à ce sujet ce que j'écrivais en 1819, dans un petit Mémoire qui fut honoré de l'approbation de la Société de médecine de Paris:

Un soir de l'été 1818, la chaleur était si vive, que, rentré chez moi dans l'intention d'étudier, je me vis

(1) Extrait du deuxième volume des Mémoires de la Société Linnéenne de Paris.

forcé de me jeter quelques instans sur un lit, afin de recouvrer ce calme parfait indispensable à une étude sérieuse.

Dans cette position, aussi favorable à la méditation qu'au repos, je me livrais déjà à quelques réflexions sur la physiologie, lorsque je m'aperçus que la narine correspondante au côté sur lequel je reposais, cessait presqu'entièrement de livrer passage à l'air, et qu'ainsi la respiration devenait de plus en plus difficile. Je me tournai alors comme machinalement sur le côté opposé, et bientôt après la narine d'abord obstruée devint libre peu à peu, tandis que l'autre narine, devenue la plus basse, s'embarrassa et se rétrécit à son tour (1).

Cette alternative de rétrécissement des deux ouvertures nasales, rétrécissement qui coïncidait précisément avec l'inclinaison du corps sur tel ou tel côté, fixa bientôt mon attention. Je me tournai dès-lors sur le dos, et je pus observer dans cette dernière attitude que les ouvertures du nez restaient entièrement libres. Ces expériences si simples et si faciles me parurent intéressantes. Je me plus à les répéter un grand nombre de fois ; je les variai de cent manières différentes dans la même heure; et, comme j'obtins constamment les mêmes résultats, je me crus en droit d'en inférer qu'un effet aussi singulier ne pouvait tenir qu'à l'influence de la pesanteur.

---

(1) Ces effets de la situation déclive ne sont pas également marqués chez tous, je connais même des personnes où l'influence du décubitus sur la circulation ne devient appréciable que lorsqu'elles ont un rhume de cerveau. Pour moi, je l'éprouve dans tous les cas, d'une manière beaucoup plus sensible, toutefois lorsque je suis excité, et que mon cœur bat avec force.

Il me restait alors à rechercher de quelle manière cette influence pouvait agir, comment elle déterminait de tels effets. Je tentai à cet égard beaucoup d'essais que j'ai rapportés ailleurs avec détails, et j'obtins pour résultat :

1° Que les mucosités nasales sont entièrement étrangères au phénomène ;

2° Que le gonflement de la membrane pituitaire en est la cause unique ;

3° Que ce gonflement semble naître de la difficulté du retour du sang veineux vers le cœur ;

4° Que la compression des veines superficielles y paraît étrangère ;

5° Que la seule situation déclive semble tout produire;

6° Qu'enfin, pour conclusion principale, l'influence de la pesanteur a pour effet ordinaire de rendre plus difficile et plus lente la circulation du sang veineux, du côté sur lequel le corps repose.

Or, sur huit personnes, par exemple, il en est au moins sept qui ont contracté l'habitude de dormir sur le côté droit du corps. C'est donc à peu près huit heures sur vingt-quatre, c'est-à-dire le tiers de leur vie, que la plupart des hommes restent inclinés sur le côté droit. Prolongée sur le même côté du corps, cette inclinaison doit laisser, même en santé, des traces non équivoques de son influence sur la circulation veineuse et capillaire ; elle doit détruire à la longue, entre les parties droite et gauche du corps, ce parfait équilibre si essentiel à la régularité de toutes les fonctions. Mais c'est dans l'état de maladie que ce défaut d'harmonie doit surtout devenir sensible, puisqu'alors le corps est plus faible et qu'il reste presque constamment dans la situation horizontale. Aussi ne doit-on pas s'étonner de voir les malades avoir la figure plus colorée du côté où ils sont couchés. Le fameux pronostic de Galien, qui annonça quelques heures d'avance qu'il s'écoulerait du sang par la narine droite, cette espèce de prophétie médicale, n'a plus rien de bien merveilleux pour nous; car, au dire de Galien lui-même, la face de son malade était plus animée et plus colorée à droite, et tout porte à croire qu'il était couché de ce côté du corps.

On peut dire en général et sans crainte d'errer, que les saignemens de nez sont le plus fréquens du côté droit, toutes les fois que des causes étrangères à la maladie principale ne les produisent pas. Il faut cependant excepter celles de ces hémorragies qui ont lieu dans le cours d'une inflammation du poumon gauche, dans le cours d'une pleurésie du côté droit ou d'un épanchement pectoral à gauche, à cause de l'espèce de *decubitus* auquel ces sortes de maladies condamnent. Ainsi supposons deux médecins qui annoncent une hémorragie nasale, l'un toujours à droite, l'autre toujours à gauche; eh bien! le premier des deux aura le plus souvent raison. Ce n'est pas que la pesanteur, comparée à l'action des organes du corps, ait une bien grande influence sur les phénomènes de la vie, mais en voici la raison : l'action du cœur étant la même des deux côtés du corps, on conçoit que les phénomènes de la circulation seront le plus prononcés du côté où la pesanteur unit sa faible influence à l'influence beaucoup plus énergique du cœur.

Ce que je dis de la fréquence à droite des hémorragies, ne doit s'entendre que de celles qui ont lieu chez des malades alités ou chez des personnes en santé couchées : car les effets de la pesanteur ne tardent pas à disparaître lorsque le corps a repris la position verticale. Aussi observe-t-on à peu près une égale fréquence des hémorragies des deux côtés du corps, quand elles ont lieu pendant la veille, chez des personnes qui jouissent d'une santé parfaite. Cette remarque est également applicable à ce que nous dirons plus loin de l'apoplexie sanguine.

Cette action de la pesanteur sur la circulation veineuse et capillaire ne se borne pas à la membrane pituitaire : elle devient même plus manifeste sur les organes qui, comme le cerveau, unissent au défaut de consistance de leur tissu, le grand nombre et la ténuité des vaisseaux. On peut faire sur l'apoplexie sanguine une observation qui trouve ici naturellement sa place, c'est que le plus grand nombre des épanchemens sanguins ont lieu du côté *droit* du cerveau. MORGAGNI avait constaté cette fréquence des apoplexies sanguines à droite, et la plupart des médecins, à l'exception de M. ROCHOUX, ont obtenu des résultats qui confirment ceux du célèbre médecin de Bologne. J'observai en 1818, à l'hôpital de la Charité, dix-huit apoplexies sanguines : neuf existaient à droite, cinq des deux côtés en même temps, et quatre seulement à gauche. Or, je le demande, à quelle autre cause qu'à l'influence du décubitus pourrait-on raisonnablement attribuer cette fréquence des épanchemens sanguins à droite ? Serait-ce au calibre plus considérable des vaisseaux de ce côté du corps, ainsi que le pensait MORGAGNI ? Ou bien serait-ce plutôt à la disposition particulière de l'artère carotide droite, comme l'a avancé

M. PORTAL? Je ne le crois pas. Ces théories, comme beaucoup d'autres, ont le défaut capital de n'être applicables qu'aux faits pour lesquels on les a créées.

Il n'en est pas ainsi, du moins je le crois, de l'influence que j'attribue à la pesanteur sur la production des apoplexies à droite. Nous nous sommes assurés de cette influence pour ce qui regarde la membrane pituitaire, nous la trouverons encore dans d'autres organes où elle donne lieu à des phénomènes variés ; je pense donc qu'il serait peu raisonnable de contester à la pesanteur la faculté d'exercer sur le cerveau l'influence qu'elle exerce si visiblement sur d'autres organes.

Il faut encore remarquer, avant d'abandonner cette question, que la paralysie résultant d'apoplexies sanguines, est aussi fréquente à gauche que les apoplexies elles-mêmes le sont à droite. La même cause préside à ces différens effets. Cette cause est le décubitus, plus ordinaire à droite qu'à gauche. On peut donc avancer que la paralysie n'affecte si fréquemment le côté gauche du corps, que parce que la plupart des hommes ont l'habitude de se coucher sur le côté droit. Beaucoup de médecins ont observé que les paralysies sont en plus grand nombre à gauche qu'à droite ; tant d'auteurs en ont cité de si nombreux exemples, que j'aurais pu me dispenser d'en rapporter de nouveaux. Cependant M. le docteur BIETT m'ayant offert à l'appui de la proposition précédente les résultats de sa pratique pour ce qui concerne les hémiplégies, j'ai accepté avec reconnaissance cette offre d'un médecin fort distingué, car je pense qu'on ne saurait trop répandre les observations dues à des praticiens habiles.

Voici donc le tableau des hémiplégies observées, sans distinction de cause dans l'espace de dix-huit mois, à l'hôpital Saint-Louis.

Paralysies du côté droit	27
Paralysies du côté gauche . . .	36
En tout	63

On trouve dans une thèse soutenue en 1815, devant la Faculté de Paris, une série d'observations qui établissent bien mieux encore cette prédominence des paralysies du côté gauche.

Sur trente-cinq cas de paralysies, il y avait :

7 paralysies des extrémités inférieures ;

4 paralysies de la moitié latérale droite du corps ;

Et 24 paralysies de la moitié gauche, dont 12 au moins étaient le résultat d'apoplexies sanguines.

Tout en attribuant à l'influence de la pesanteur la fréquence des apoplexies à droite et des paralysies à gauche, je suis pourtant loin d'avancer que telle en soit l'unique cause. On pourrait m'objecter, si j'étais ainsi exclusif, que le nombre des épanchemens à droite, tout en dépassant de beaucoup le nombre des épanchemens à gauche, n'est cependant pas en harmonie avec la fréquence du décubitus à droite. Il est vrai que cette objection, qui, au premier abord, paraît juste, pourrait être aisément combattue : on conçoit, en effet, que le décubitus le plus ordinaire ayant déterminé un premier épanchement à droite, la paralysie, qui alors existe à gauche, oblige le malade à rester continuellement couché sur ce même côté gauche. Il est clair, d'après cela, que le deuxième épanchement devra s'opérer à gauche, par cela même que le premier se sera formé à droite.

La pesanteur exerce encore son influence sur des tissus plus consistans que le cerveau; par exemple sur le tissu cellulaire des joues, chez des personnes jeunes et d'un tempérament lymphatique ; sur la conjonctive, chez des individus atteints d'ophthalmie. J'ai observé, en effet, que les fluxions des joues sont beaucoup plus fréquentes à droite qu'à gauche; que chez les personnes affectées d'ophthalmies chroniques, l'œil droit est ordinairement le plus engorgé et le plus malade. Dans le temps même où je notais ces observations, je vis deux malades qui présentaient la disposition dont je viens de parler, et qui avaient contracté l'habitude de se coucher à droite; je leur conseillai de combattre pendant quelque temps cette habitude, et de se coucher sur le côté gauche le plus souvent qu'ils pourraient : ce changement de situation eut à peu près le résultat que je m'en étais promis; la conjonctive droite se dégorgea sensiblement en même temps que celle du côté opposé devint plus rouge et plus épaisse. A la même influence doit être attribuée l'épaisseur souvent très-grande des tégumens de la poitrine du côté où le malade est resté appuyé durant une affection grave. Ceci peut être la source de graves erreurs dans le diagnostic des maladies du thorax, aujourd'hui que pour établir ce diagnostic on a si souvent recours à la percussion. On pourrait attribuer, par exemple, à la terminaison des pneumonies par induration, le son mat qui est souvent dû à l'engorgement considérable des tégumens. Il faut toujours se rappeler que, par le fait de la pneumonie, le malade a dû rester long-temps couché sur le côté douloureux : c'est l'inverse dans la pleurésie.

L'influence du décubitus ne se borne pas aux tégumens; elle s'exerce aussi sur les organes internes. Voilà, je crois, la raison pour laquelle le plus grand nombre des inflammations de la poitrine se montrent du côté droit. J'ai fait, à l'hôpital de la Charité, quelques remarques à ce sujet : je me contenterai de les noter ici, toujours sous la forme d'un petit tableau.

Adhérences du poumon droit	26
— du poumon gauche	18

Sur vingt-un cas d'hépatisation des poumons,
13 existaient à droite;
8 à gauche.

A l'égard des épanchemens, ils sont à peu près égaux en nombre des deux côtés de la poitrine. On peut même observer que, lorsqu'un épanchement séreux a lieu des deux côtés en même temps, c'est d'ordinaire à gauche qu'il est le plus considérable; vraisemblablement à cause des adhérences si fortes et si fréquentes du côté droit.

A ces différens faits, je vais ajouter une note sur les poumons des enfans, note que mon estimable ami M. Véron a la complaisance de me communiquer à l'instant.

« L'ouverture d'un grand nombre d'enfans nouveaux nés, faite en présence de MM. Breschet et Baron, nous a montré, dit M. Véron, que chez les enfans affectés d'une véritable pneumonie, caractérisée par une hépatisation du tissu pulmonaire, dont la pesanteur spécifique est alors plus considérable que celle de l'eau, cette altération organique avait toujours son siége en arrière et au sommet des poumons chez les enfans petits et faibles, tandis que, chez les enfans assez forts, c'est à sa base que le poumon est le plus souvent hépatisé. Les renseignemens que nous avons pu nous procurer nous portent à croire que les enfans débiles n'importunent guère les filles de service par leurs cris faibles et peu prolongés, et abandonnés alors dans leur berceau dans une position constamment horizontale, le siége de l'hépatisation du poumon en arrière et à son sommet n'est déterminé que par la position que garde l'enfant, et doit conséquemment être regardé comme un des phénomènes de l'influence de la pesanteur sur les propriétés vitales (1). »

J'avais observé dès 1818, que les tubercules pulmonaires sont d'ordinaire plus nombreux et plus ramollis à gauche qu'à droite : s'il n'existe des tubercules qu'en un seul poumon, c'est le plus souvent dans le gauche aussi qu'on les trouve ; enfin si les cavernes des poumons, chez les phthisiques, sont plus grandes d'un côté, c'est encore à gauche qu'il est le plus fréquent de rencontrer cette disposition.

Les médecins de la Charité, M. le docteur BAYLE en particulier, ont remarqué depuis que les tubercules occupent presque exclusivement le sommet des poumons, tandis que l'hépatisation se trouve presque toujours à la base des mêmes organes. Quelle peut être la cause de cette disposition? je ne la sais pas. Je m'abstiens même de toute recherche pour la trouver, parce que les explications et les hypothèses ne mènent à rien de certain ni de solide.

---

(1) M. VÉRON a aussi vu des preuves d'une autre influence physique sur les organes vivans : il a plusieurs fois remarqué, toujours avec MM. BARON et BRESCHET, « que chez les enfans très-jeunes et très-faibles les poumons et le foie conservaient ordinairement les impressions des côtes correspondantes. »

Je me borne donc à faire, sur ces différens faits observés, les remarques et les rapprochemens suivans :

1°. Les tubercules occupent surtout le poumon gauche, et plus souvent le sommet que la base des poumons, tandis que l'hépatisation se trouve le plus ordinairement à la base des poumons, et surtout dans celui du côté droit ;

2°. Le siége des tubercules est donc différent et même inverse du siége de l'hépatisation et de l'inflammation. Il semble d'après cela, qu'il doit être permis de penser que les tubercules des poumons ne sont pas toujours le produit d'inflammation préexistante ;

3°. Le poumon gauche qui, chez la plupart des hommes, agit à peu près vingt-quatre heures, contre le poumon droit seize heures, est celui où les tubercules sont le plus fréquens, le plus nombreux et le plus rapidement développés : circonstances que je me borne à noter et à rapprocher, sans assigner le genre de liaison qui peut exister entre elles ;

4°. Tubercules au sommet des poumons et du côté gauche, hépatisation du côté droit et à la base des poumons : cela démontre que l'hépatisation se trouve là où l'influence de la pesanteur agit avec le plus d'efficacité, dans l'état de veille ou de sommeil, dans la situation verticale ou horizontale, tandis que les tubercules pulmonaires ont un siége opposé.

Il résulte des observations précédentes :

I. Que le décubitus a beaucoup d'influence sur quelques phénomènes de la vie, même chez les personnes dont la santé est la plus parfaite ;

II. Que le côté du corps où la pesanteur unit son

influence à l'action du cœur, est aussi le côté où les phénomènes circulatoires sont le plus prononcés et le plus sensibles ;

III. Qu'à l'influence du décubitus doit être attribuée la fréquence des véritables crises, des hémorragies et des inflammations à droite, des paralysies à gauche, etc,

IV. Qu'enfin cette influence pourrait être mise à profit en médecine, soit pour guérir les maladies, soit pour les prévenir, soit enfin pour diminuer leurs fréquences de l'un des côtés du corps.

L'influence du décubitus prolongé sur un côté, s'exerce sur d'autres phénomènes que ceux de la circulation : c'est elle, par exemple, qui, paralysant pour ainsi dire le côté de la poitrine sur lequel le corps repose, proportionne ainsi la quantité d'air respiré pendant la nuit au besoin de la circulation alors moins active. C'est peut-être encore à elle qu'est due l'obliquité de *l'uterus* à droite, si fréquemment observée pendant la grossesse. La première position de l'enfant dans l'accouchement, effet presque nécessaire de l'obliquité de l'utérus à droite, doit peut-être aussi son existence à la même cause.

On avait déjà parlé, mais vaguement, de l'influence exercée par la pesanteur sur quelques phénomènes de la vie, soit en santé, soit en maladie ; sur les varices par exemple, chez ceux pour qui la situation verticale est presque continuelle (Richerand, etc.); sur la production des hémorrhoïdes chez les personnes sédentaires (Tissot, *maladies des gens de lettres*); sur la rougeur subite de la face, chez un bateleur dont la tête est renversée et porte à terre: mais dans ce dernier cas, la rougeur de la face n'a pas pour cause unique l'influence de la pesanteur. En effet, pour que le corps puisse être ainsi tenu renversé, il faut que le bateleur fasse d'aussi grands efforts que s'il voulait soulever un fardeau considérable, dernier cas où, comme chacun sait, la face rougit également. Pour tirer parti d'une pareille expérience, il aurait été nécessaire qu'un homme, tenu passivement suspendu par les pieds, fût resté tout-à-fait immobile. C'est ce que j'ai expérimenté, et j'ai pu ainsi m'assurer que la seule influence de la pesanteur suffit pour faire rougir la face.

Voici d'autres faits qui viennent à l'appui des propositions précédentes.

Bayle a observé que, dans les derniers instans de la vie, les poumons s'engorgent du côté où le corps se trouve incliné. M. Chomel s'est assuré de l'exactitude de ces observations, et les a souvent répétées. M. Béclard s'est convaincu que l'assertion de Bayle n'est vraie que pour les cas où la mort a été précédée d'une longue agonie.

J'ai vu en 1818, à l'hôpital de la Charité, un malade affecté d'une fièvre grave, et qui, au bout de vingt-six jours, offrit une tumeur parotide au côté droit, sur lequel il s'était constamment couché depuis le commencement de sa maladie. Plus tard la tumeur augmenta de volume, la peau rougit et devint sensible à la pression. Le malade alors pour éviter des frottemens douloureux, s'incline du côté gauche. Quel est le résultat de ce changement de position ? le voici : une nouvelle tumeur parotide se développe du côté gauche, on la regarde comme un nouvel effort critique (c'était le trente-sixième jour de la maladie). Le lendemain, il y eut écoulement de sang par l'oreille gauche (troisième effort critique); enfin le malade succombe le quarante-deuxième jour de la maladie, continuant d'être incliné depuis une semaine sur le côté gauche.... C'était d'abord de son propre mouvement qu'il s'était incliné de ce côté, où l'on continua de le soutenir à l'aide de coussins les derniers jours de sa vie, à cause des escarres considérables qui s'étaient formés sur le côté droit où existait en outre une parotide volumineuse et ulcérée.

A l'ouverture du cadavre on trouva, entre autres altérations, de la sérosité dans les ventricules du cerveau, mais surtout dans le ventricule latéral gauche. Cet épanchement avait été annoncé dans les derniers instans de la vie par la dilatation des pupilles, dilatation qui était un peu plus sensible à gauche qu'à droite.

Il est aisé de voir tout le parti qu'on pourra tirer d'observations semblables à celle-ci : elles feront apprécier la valeur de certains phénomènes morbides, constamment regardés jusqu'à ce jour comme des *efforts critiques*.

On peut assurer dès à présent, qu'en ce qui concerne la circulation, il existe deux forces nécessairement opposées dans l'économie animale : l'une active, vitale, représentée par le cœur; l'autre passive ou physique, c'est la pesanteur; que l'influence de cette dernière force comparée à celle du cœur, est peu sensible dans la jeunesse et chez les personnes d'une santé robuste; qu'alors même elle ne cesse jamais entièrement d'agir; que cette influence augmente peu à peu à mesure que celle du cœur diminue, comme le démontrent les anévrismes passifs du cœur, les hydropisies et les hémorragies passives, etc., occurrence où ses effets deviennent plus prononcés ; qu'enfin, aux approches de la mort, l'influence de la pesanteur devient de plus en plus manifeste ainsi que toutes les propriétés physiques, qui bientôt reprennent entièrement leur empire sur la matière qui a cessé d'être animée.

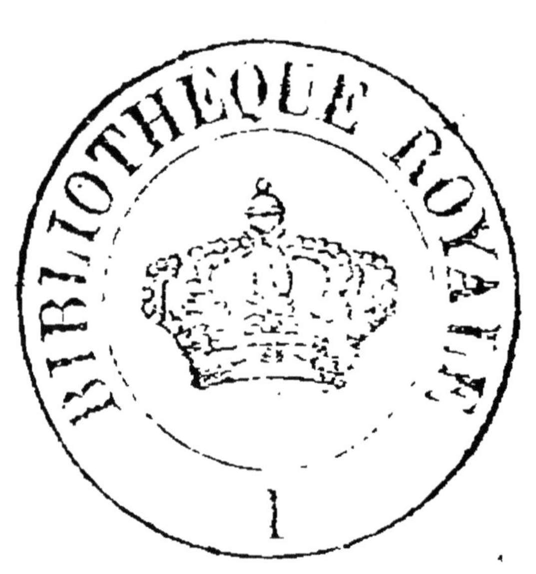
BIBLIOTHEQUE ROYALE
1

www.ingramcontent.com/pod-product-compliance
Ingram Content Group UK Ltd.
Pitfield, Milton Keynes, MK11 3LW, UK
UKHW020404250726
13967UKWH00005B/2464

9 782012 971318